Conseils

Aux Mères.

CONSEILS

AUX

MÈRES,

SUR LES DENTITIONS DE L'ENFANCE
ET LES MOYENS DE LES DIRIGER ;

Par M. Jules Clémenceau Fils,

ÉLÈVE DE L'ÉCOLE DE PARIS,

CHIRURGIEN-DENTISTE, HONORAIRE DES DISPENSAIRES
DE LA VILLE DE MARSEILLE.

> C'est à toi que je m'adresse, prévoyante
> mère, qui sus t'écarter de la route com-
> mune, et garantir l'arbrisseau naissant du
> choc des opinions humaines : cultive, ar-
> rose cette jeune plante avant qu'elle meure ;
> ses fruits feront un jour tes délices.
>
> J. J. ROUSSEAU, *Emile*, liv. 1, p. 1.

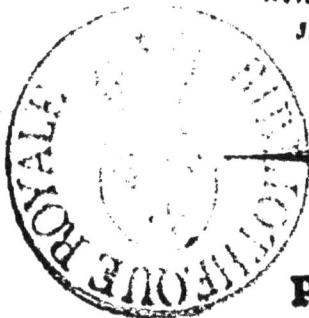

PARIS,

GATON, Libraire, rue de l'Ecole-de-Médecine, n° 10.

MONTPELLIER,

Même Maison, Grand'Rue   n°521.

MARSEILLE

Chez l'Auteur, rue St.-Ferréol, n° 2.

1828.

MARSEILLE, IMP. DE MARIUS OLIVE,
Sur le Cours, n° 4.

À ma Mère.

———

Toi qui te vouas à mon enfance, reçois l'hommage de mes premiers essais. Puis-je rappeler sans attendrissement, oh ma bonne mère! tout ce que te doit mon cœur : tu me prodiguas ton lait, tes soins, tes veilles, tes douces caresses, et répandis par ton amour le charme sur mes premières années.

Si j'ai pu tracer fidèlement les devoirs des mères, leurs peines, leurs plaisirs, c'est que tu sus inspirer ma jeune ame, et qu'en peignant leur amour, ton cœur me servait de modèle. C'est à lui que s'adresse celui qui te voue pour jamais une éternelle reconnaissance.

Jules Clémenceau.

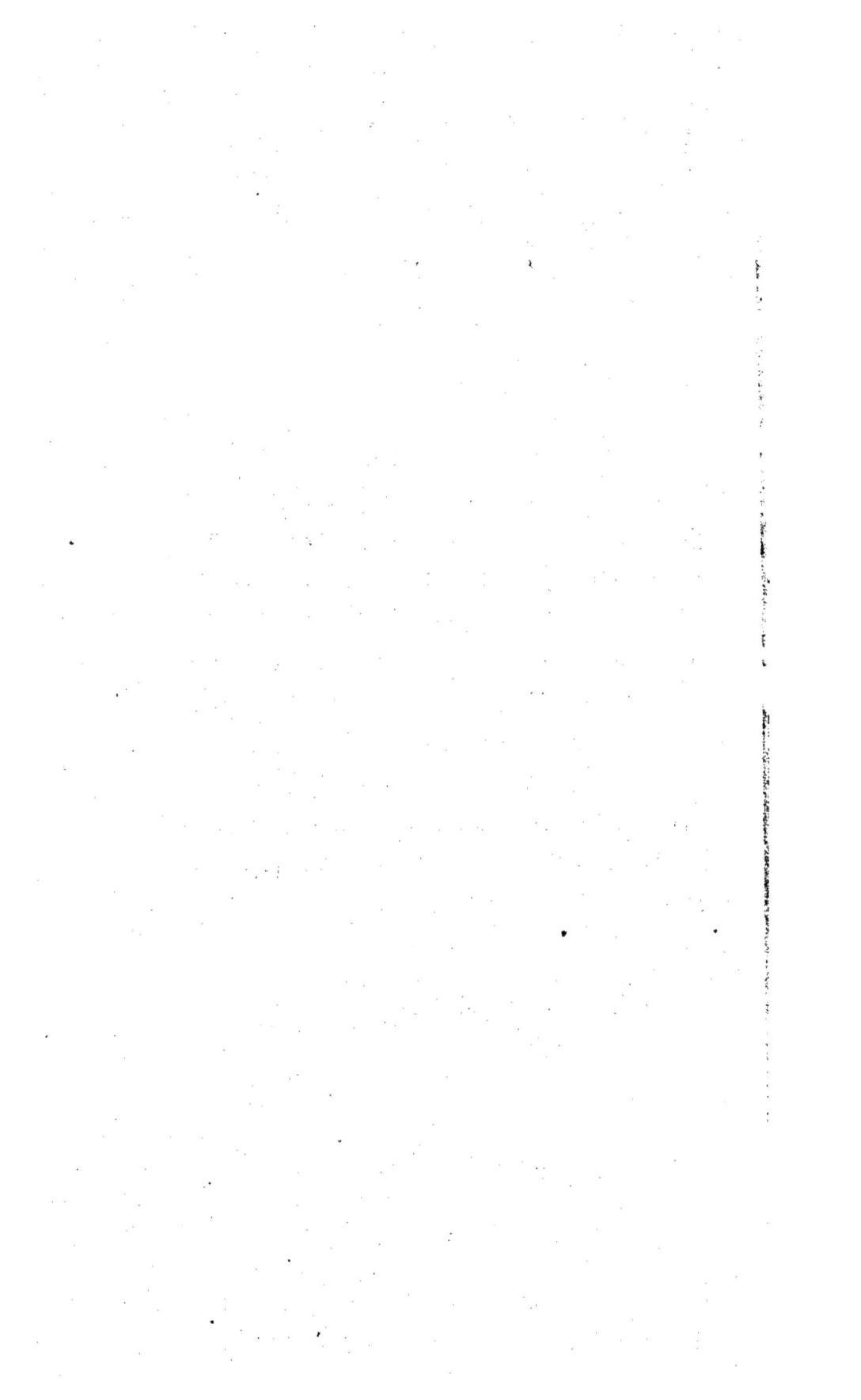

INTRODUCTION.

Ménagez, conservez ces êtres animés ;
Nés pour aimer un jour, qu'ils soient d'abord aimés.
Le plus vif des plaisirs leur donna l'existence ;
Qu'un si doux souvenir attache à leur enfance.
                                        SAINT-LAMBERT.

L'ENFANCE, cette époque intéressante et si incertaine de notre vie, cet âge si tendre, cette aurore de bonheur et d'espérance, réclame de nous les soins les plus assidus. L'homme est si faible, les premières années de sa vie, que, sans des secours bien dirigés, il ne pourrait surmonter les nombreux périls qui l'entourent et dont le moindre peut causer sa perte.

S'il n'est aucun être sensible qui n'éprouve un sentiment d'intérêt et

de plaisir à la vue du jeune âge, il
n'appartient qu'à la femme, et surtout à une mère, de ressentir ces im-
pressions fortes, vives, pour nous
indéfinissables. C'est à son amour que
la nature prévoyante a confié la cul-
ture de cette jeune plante, qui lui
promet des fruits délicieux. Fière des
devoirs qu'elle réclamerait sans doute, s'ils n'étaient son partage, la tendre mère entoure le berceau de son
fils de sa vive sollicitude; toute aux
soins que sa faiblesse réclame, son
cœur maternel calme l'inquiétude
qui l'agite, et sa présence vient ramener le bonheur dans son ame inquiétée. Jalouse de lui prodiguer tous
ses soins; la nuit elle veille auprès de
lui, le moindre mouvement, le plus
petit bruit éveillent sa sollicitude et
deviennent l'objet d'une recherche et
d'une attention nouvelle; le lende-
main, lorsqu'à peine un peu de repos
a ranimé ses forces abattues, elle se

trouve heureuse de recevoir la première caresse de son enfant chéri.

Oui, ce fruit de l'hymen, ce trésor d'une mère,
Même à ses propres yeux est sa beauté première.
                              LEGOUVÉ.

Les soins de la veille sont déjà bien loin
de sa pensée ; heureuse de le voir, heureuse de le presser sur son sein, elle
se dévoue à cet autre elle-même, et,
toute aux soins que réclame sa situation, elle oublie qu'ils exigent d'elle-
même le plus petit sacrifice. Telle est
bien la véritable, la bonne mère !

Elle entoure de soins sa fragile existence,
Avec celle d'un fils la sienne recommence :
Elle sait, dans ses goûts devinant un désir,
Pour ses caprices même inventer un plaisir.
                              MILLEVOYE.

Peut-on soupçonner que ce doux
sentiment de la nature, le partage de
tous les êtres doués d'un peu de sensibilité, soit méconnu de quelques mères, qui, loin de se consacrer à leurs
enfans, les livrent à des gens sans mo-

1*

ralité et sans pitié. O toi ! qui abjures
le plus saint comme le plus doux des
devoirs, tu frémirais si tu calculais
les terribles effets de ton ingratitude.
Si l'idée de te séparer de celui à qui
tu viens de donner le jour ne te fait
répandre des larmes amères, si tu n'es
pas effrayée à la pensée de le voir loin
de toi, tu n'es plus sa mère, et la nature ne verra en toi que son ennemie.
Songe au moins que ton attachement
pour ton enfant réglera sa reconnaissance, et que tu auras la douleur de
penser que l'expression touchante de
son amour naissant s'adressera à une
autre qu'à sa mère. De telles femmes
croient trouver dans les vains plaisirs
du monde, des jouissances qui les
trompent, qui les étourdissent; mais
bientôt désabusées, que de regrets suivent leur coupable facilité à s'être
séparées de leurs enfans! Elles les pleu-
rent souvent, tandis qu'ils feraient
encore leur félicité, si, ne se reposant

que sur elles des soins qu'ils récla-
ment, elles eussent été pénétrées de
cette vérité incontestable, que les *devoirs d'une mère ne peuvent bien être
remplis que par une mère.* Interrogez
l'antiquité la plus reculée; pénétrez
chez les peuplades les plus sauvages,
parmi les hommes les moins avancés
dans la civilisation, vous y trouverez
partout ce sentiment maternel porté
à un degré éminent de force et de
beauté.

De son fils qui n'est plus, la plaintive Indienne
Voit les vents balancer la tombe aérienne.
Mais le jour où l'enfant s'endort d'un long sommeil,
S'inclinant sur sa bouche elle attend son réveil.
Quand le soleil trois fois a doré le nuage,
Elle lui forme un lit de fleurs et de feuillage,
Du catalpa flexible elle agite un rameau,
Et ne s'aperçoit pas qu'elle berce un tombeau.
                                    MILLEVOYE.

La touchante Canadienne, triste,
accablée, se traîne chaque jour au
tombeau de son fils; et là, le cœur
brisé par la douleur, elle humecte

de son lait et de ses larmes, la pierre
insensible qui en recouvre les restes
précieux et toujours chéris. Cette
vertueuse Romaine, qui présente ses
enfans comme sa plus belle richesse;
Andromaque, cachant son fils à ses
vainqueurs; et Clytemnestre, dispu-
tant aux Dieux sa fille Iphigénie; tous
ces exemples frappans ne nous for-
cent-ils pas à dire avec le poète :

Le chef-d'œuvre d'amour est le cœur d'une mère?

Ces tendres soins, qui sont dus dans
tous les temps à l'enfance, doivent
redoubler à l'époque où celle-ci est
la plus inquiétée, c'est-à-dire, au moment de la dentition. Cette crise, orageuse et critique, qui moissonne tant
de faibles créatures; qui fait succéder,
à des jours de bonheur, des années de
tristesse et de deuil, fait cependant
bien moins sentir ses funestes effets,
lorsque des remèdes dirigés par les
conseils de l'expérience sont appli-

qués à propos par les soins d'un tendre mère.

Mon intention n'est point, en offrant
quelques conseils aux mères de famille, de leur prescrire des devoirs ni
d'augmenter la tendresse qu'elles ont
pour leurs enfans; ce sentiment, inné
en elles, a toute la force qu'il peut
avoir. Je suis plus que persuadé qu'il
n'est méconnu d'aucune d'elles. Mais
je m'estimerais heureux, si les faibles
avis que me dicta le plus pur amour de
l'enfance étaient accueillis par elles
avec une indulgente bonté, et pouvaient les engager toutes à soigner et
surveiller elles-mêmes ces petits êtres
intéressans qui leur doivent la vie et
qui ne peuvent sans périls être livrés
à d'autres mains que les leurs.

Et qui pourrait compter les bienfaits d'une mère ?
A peine nous ouvrons les yeux à la lumière,
Que nous recevons d'elle, en respirant le jour,
La première leçon de tendresse et d'amour.

La dentition, cette époque orageuse,

entraîne avec elle une foule d'accidens plus graves les uns que les autres. Accrus encore par la négligence avec laquelle elle est traitée, par les remèdes qu'on lui oppose et par les préjugés qui l'entourent. Un ouvrage publié dans le but d'en rendre le traitement plus simple, plus facile; qui donnerait un tableau exact et raisonné des maladies qui l'accompagnent, des phénomènes qui s'y remarquent, et de plus, tous les moyens curatifs qui devraient être mis en usage, serait, il me semble, d'une grande utilité, d'un intérêt général.

Malheureusement il n'existe aucun traité qui puisse rassurer la tendresse alarmée des mères, et surtout éclairer leur inexpérience. Tous les auteurs qui ont écrit sur cette partie l'ont ou trop négligée, ou trop peu mise à la portée de l'intelligence. Ceux mêmes qui ont traité de l'éducation en général ont regardé la dentition comme

trop peu importante, car ils n'en par-
lent qu'imparfaitement.

Cependant, si l'on considère les
nombreuses victimes qu'elle fait (*),
les tourmens, les souffrances qu'elle
cause, l'on sentira la nécessité d'en
éclairer la marche, afin d'en prévenir
les effets destructeurs.

C'est d'après ces puissantes considé-
rations, que je me suis décidé à offrir
aux mères, sous le titre de CONSEILS,
un manuel propre à leur servir de
guide dans le traitement de la bouche
de leurs enfans. J'ai surtout tâché de
les éclairer sur la conduite qu'elles
doivent tenir dans telle ou telle circonstance, car c'est des soins qu'elles
leur prodigueront à cette pénible époque, que dépendra cette régularité,
cette beauté des dents, que l'on rencontre si rarement, et qui sont cepen-

(*) Un auteur a prétendu que la dentition faisait périr
le sixième des enfans.

CAPURON, *Traité des maladies des enfans.*

dant l'auxiliaire le plus remarquable d'une jolie tête. Combien d'avantages ne possède pas une femme, lorsque le plus agréable sourire découvre à nos yeux éblouis :

> Près de ces lèvres ravissantes,
> Trente-deux perles éclatantes,
> Que polissent les mains de l'amour,
> Ressemblant aux pleurs que l'Aurore,
> Sur la rose qu'elle colore,
> Répand au matin d'un beau jour.
>
> DE PESAY.

Quelques personnes trouveront peut-être trop futiles ces observations ; néanmoins elles conviendront avec moi qu'une bouche régulièrement meublée, une haleine douce et suave, des lèvres fraîches, des gencives vermeilles, seront toujours regardées comme les avantages les plus appréciables, comme l'assemblage des plus piquans attraits ! Quel autre organe offre à la fois plus de charmes et peut être d'une plus grande utilité ? C'est lorsqu'il présente une double rangée de dents bien entretenues, bien régulières et surtout bien complettes, que le son de la voix devient plus séduisant et bien plus persuasif. Cette précieuse faculté que nous possédons tous d'exprimer nos pensées, ce don enchanteur de la parole, ne sont dus qu'à la bouche ; sans les dents, plus de flexibilité, plus de charmes, la voix n'est qu'un sifflement désagréable, et les mots des sons mal articulés qui affectent douloureusement notre oreille.

Sans compter les grands avantages sous le rapport de l'agrément, il n'est aucun organe qui nous soit plus essentiellement utile ! C'est lui qui par la mastication prépare, facilite les fonctions de l'estomac, et entretient la santé ; point de bonne digestion si l'on est privé des instrumens propres à la seconder. Les dents sont donc indispensables à notre conservation, elles prolongent notre existence.

Je n'ai parlé que des avantages qu'offrait du côté de l'agréable et de l'utile une bouche bien soignée et régulièrement entretenue, et me suis tu sur les dangereuses suites du désordre et de la malpropreté, mais qu'on se pénètre bien qu'elles sont terribles et procurent les résultats les plus funestes.

Je ne doute pas que, pénétré d'une vérité dont il est facile de se convaincre, il n'est personne qui, sous ce triple rapport, ne se décide à soigner sa bouche et à la maintenir dans un état de propreté et de fraîcheur. Les soins exigés pour cela deviendront bien plus faciles dans un âge plus avancé, lorsque dans l'enfance on n'aura négligé aucun des moyens que j'indique ci-après, qui, disposant les enfans à une bonne dentition, les feront jouir de l'inappréciable bienfait de conserver leurs dents belles, bonnes et saines, jusqu'à une époque très reculée.

Et vous, jeunes personnes, aussi séduisantes qu'aimables, faites pour plaire, pour charmer, qui trouverez dans ce peu de lignes des conseils pour l'avenir, que vos dents, entretenues avec soin, ajoutent encore aux nombreux agrémens dont vous êtes pourvues ; soyez bien convaincues qu'un doux sourire, qui imprime à vos traits tant de charmes, devient bien plus séduisant encore, lorsqu'il découvre à nos yeux surpris, des perles cachées sous l'incarnat des roses.

> Mais, soit qu'en passant il se joue
> Sous les arcs de ces noirs sourcils,
> Et sur les contours adoucis
> De ce menton, de cette joue ;
> Soit qu'il effleure le corail
> De cette bouche innocemment fermée,
> Ou bien qu'il admire l'émail
> De ces dents par l'amour formées;
> DÉSOUSTIER.

l'œil sera également flatté, et ne saura auquel de ces appas donner la préférence.

Ici dois-je avertir un sexe délicat ,
Qu'il doit craindre avant tout d'offenser l'odorat.
Mes leçons ne sont point pour la femme rustique
Qui gravit le Caucase ou qui boit le caïque ;
Dois-je recommander aux belles de ce temps ,
Et le soin de leur bouche et le soin de leurs dents?
                     St.-Ange. *Trad. d'Ovide.*

Il n'est aucune d'elles, je pense,
qui ne fasse des sacrifices pour parvenir à ce but. Je m'estimerais très heureux, si les faibles conseils que je leur
adresse pouvaient seconder leur loua-
ble désir. Puissent les mères, en les lisant, y trouver quelques avis utiles.
Je les ai puisés dans leur sollicitude ;
aussi serai-je au comble de mes vœux,
si, les accueillant avec bonté, elles dai-
gnent les mettre en pratique.

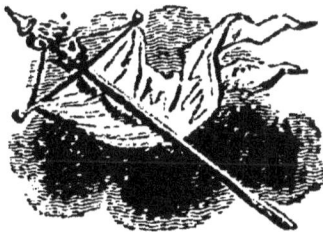

CONSEILS

AUX

Mères.

CONSEILS AUX MÈRES

SUR

LES DENTITIONS DE L'ENFANCE.

CHAPITRE I.

DES SYMPTÔMES QUI DEVANCENT L'APPARITION DES DENTS; DE LEUR MARCHE ET DE LEUR DURÉE.

> Avec quelle douceur son oreille ravie
> Reçoit le premier cri qui l'annonce à la vie!
> Heureuse de souffrir, on la voit tour-à-tour
> Soupirer de douleur et tressaillir d'amour.
>
> MILLEVOYE.

La nature, cette mère attentive qui règle elle-même toutes les époques de notre vie, a voulu que, semblable à

tous les corps soumis à son empire,
l'homme soit sujet à cette règle commune : naître, croître et périr. Tels
sont les phénomènes de notre vie entière, telle est la loi imposante qui
nous régit. L'enfance embrasse les
deux premières époques, c'est en elle
que se fait ce développement gradué
de nos organes. Aussi va-t-elle devenir
l'objet de nos recherches, puisqu'elle
est accompagnée d'un phénomène important à nos yeux : l'apparition des
dents.

Cette révolution buccale est une
des époques la plus remarquable de
la première enfance, c'est un de ces
événemens qui portent avec eux un
caractère indélébile; car il imprime
des douleurs et des souffrances cruel-
les, à un âge où les moindres altérations
peuvent se convertir en danger; aussi
les soins qu'elle réclame doivent-ils
être continus, attentifs, placés à propos, tendant toujours à ramener la

nature qu'ils aident, dans le bon et
unique sentier, dont très souvent elle
s'écarte.

Dans le principe du monde, l'homme
en naissant apportait avec lui toutes
les conditions nécessaires à son accrois-
sement et à la durée d'une robuste
santé. Aussi son enfance se passait-elle
avec calme, et tout chez lui se déve-
loppait sans danger. Plus la civilisation a fait des progrès rapides, plus
ces qualités, essentiellement liées à
une existence sans trouble, sont dégé-
nérées en faiblesses; aussi l'homme na-
tif de nos siècles, est-il destiné, dès sa
naissance, à passer sa vie au milieu
des douleurs. Si la civilisation a gâté
l'origine primordiale de la santé humaine, c'est d'elle que nous devons
attendre ces secours que nous four-
nissent les sciences, ces découvertes
nouvelles qui amènent dans la situation physique des améliorations no-
tables.

De toutes les parties si nombreuses de l'art de guérir, celle qui aurait dû sauter aux yeux de l'observateur est celle qui traite de la bouche, des dents, de leur formation, de leur durée et des altérations nombreuses dont elles deviennent souvent victimes.

Les dents ne sont point apparentes dès les premiers instans de la vie. La raison en est sans doute dans l'inutilité de ces organes, au moment où la seule nourriture convenable est un liquide. Ce n'est donc que lorsque l'enfant, plus fort et plus robuste, ne trouvant plus dans le lait un aliment assez solide pour aider à l'exigeance de ses nouveaux besoins, cherche une nourriture plus consistante, que les dents, instrumens indispensables à la mastication, doivent paraître; aussi est-ce dans cet instant que le développement a lieu.

De la première enfance, c'est le moment qui précède l'éruption des dents qui est le plus environné de douleurs, et souvent de dangers ; c'est dans ces crises souvent répétées, que le faible arbrisseau, que cette innocente créature, à peine aux portes de la vie qu'il essaye, s'éteint dans un avenir de douleurs et de larmes. Il n'a vécu que pour souffrir, il a passé comme la fleur des champs.

Il a vécu ce que vivent les roses ;
L'espace d'un matin.
MALHERBE.

Nous allons essayer de décrire ici, d'exposer succinctement les symptômes qui accompagnent la venue de ces nouveaux organes, nous allons à ce sujet rappeler toute votre attention.

Ce n'est que quelques mois après la naissance, que l'on est averti de l'apparition des dents. Car il s'opère en cette époque un changement très grand dans la situation physique et morale des sujets. Un enfant, qui de-

puis le commencement de sa vie n'a
éprouvé aucune altération notable
dans sa santé, devient mécontent,
criard, soucieux, peu satisfait de tout
ce qui l'entoure; une inquiétude l'a-
gite, un malaise le tourmente et le
force souvent à témoigner par des cris
plaintifs toute la peine qu'il éprouve.
A cet état d'affection morale, succède
bientôt un dérangement physique.
Une démangeaison et une douleur
forte se manifestent aux gencives. Ce
prurit engage le petit souffrant à
porter à sa bouche et à mordiller
tout ce qu'il trouve sous sa main; à
serrer, lorsqu'il tète, le mamelon de
sa nourrice. On dirait, à le voir agir
ainsi, qu'en satisfaisant ce petit ca-
price, il se sent plus soulagé.

Sa bouche est très chaude et humectée par une salive peu abondante dans
le principe, mais qui devient beaucoup plus volumineuse; la soif de l'enfant est plus ou moins vive, suivant

l'intensité de la fièvre, qui accompagne toujours cet état morbifique. Il se manifeste alors sur les gencives, qui sont assez tuméfiées, un petit point rouge qui marque distinctement la place où la dent doit percer. La rougeur des joues est assez forte, mais circonscrite aux pommettes. Si cet état n'augmente pas en gravité, si les symptômes sont aussi modérés, il y a tout lieu de croire que la dentition sera facile, sans dangers; vu qu'il est bien prouvé que, quelque soit sa bénignité, elle fait éprouver, en totalité ou en partie, les symptômes déjà décrits.

Cependant, souvent cet état de modération ne dure pas, le dérangement se change en une vraie indisposition, qui bientôt se convertit en une maladie grave. Il règne alors une forte chaleur par toute la tête; les joues deviennent pourprées; elles sont brûlantes, ainsi que les gencives qui sont considérablement tuméfiées, mais ap-

platies sur les bords libres des mâ-
choires.Très douloureuses au toucher,
les glandes qui environnent la bouche
se ressentent de l'inflammation et secrétent une salive abondante, visqueuse
et filante. Le cou grossit; la fièvre augmente, le malade a la peau sèche, la
langue rouge, ce qui dénote que l'inflammation gagne les principaux viscè-
res. Nous devons avertir que l'agitation
de l'enfant est au comble; rien ne l'ap-
paise, le sein de sa nourrice n'a même
pour lui aucun attrait. Ce qui jadis
faisait ses délices ne lui inspire plus
même un désir, il ne dort plus qu'avec
difficulté : s'il parvient par hasard à
sommeiller, il se réveille en sursaut,
éprouve des frayeurs, des spasmes; il
jette des cris déchirans; sa face se tumé-
fie, et commence à perdre sa couleur
rouge; les roses de son teint sont remplacées par une teinte livide; ses yeux jadis
si brillans, sont ternes et sans expression; il y a larmoiement et tremble-

ment des paupières; cette bouche où régnait ce sourire si gracieux, maintenant dénouées de charmes, n'exprime plus que la douleur. L'aspect que présente un enfant à cette époque est vraiment douloureux et pénible, sa peau couverte d'éruptions irrégulières ou générales; ses gencives, devenues violettes, laissant échapper par la moindre pression un pus livide et fétide, quelquefois même elles s'ulcèrent et la gangrène ne tarde pas à y établir ses terribles effets. Cet amas de symptômes alarmans, cette multitude de dangers, chacun plus terrible, dénotent que la dentition sera pénible, et qu'elle ne s'opérera qu'avec peine et souffrance.

Mais si, comme cela arrive quelquefois, à cet état morbifique se joignent les mouvemens convulsifs, se bornant d'abord au visage, mais se répandant rapidement et avec intensité aux autres parties du corps; la

fièvre violente; les insomnies; les
frayeurs; l'agitation; le délire; les
vomissemens; on doit préjuger que la
dentition aura une terminaison affli-
geante, surtout si l'on n'administre,
au moment où tous ces symptômes se
déclarent, des secours dirigés par l'expérience réfléchie.

Dire que ces diverses phases de la
maladie, que cette aggravation de
maux se remarquent sur tous les individus au moment de l'odontophie (*)
serait vouloir effrayer la sollicitude
maternelle, mais qu'on se persuade
bien, que les dangers que nous avons
décrits ne sont pas imaginaires, qu'ils
se rencontrent sur une multiplicité
d'enfans, et par là, doivent nécessairement donner de l'inquiétude, et surtout attirer de la part des mères une
attention toute spéciale.

Il nous fallait pour compléter le

_____

(*) Nom dérivé du grec, qui signifie sortie des dents.

cadre des maladies de la dentition, décrire succinctement celle d'entr'elles qui est la plus effrayante, comme la plus dangereuse : les convulsions. Elles ne viennent qu'à la suite des autres symptômes, c'est-à-dire, que déjà le malade est dans un état d'excitation fâcheux, et que venant à se déclarer, alors les convulsions ne peuvent que causer des effets dangereux; cependant il serait absurde de leur croire la malignité qu'on se plaît à leur prêter dans le vulgaire. Il est rare qu'elles attaquent les enfans gras, replets et bien constitués; néanmoins si cela arrive, elles sont bien plus intenses, et le sujet rarement leur résiste. Elles sont fréquentes chez les enfans faibles, épuisés, délicats, d'une mobilité et d'une susceptibilité trop grande. Les accès convulsifs accompagnent quelquefois la dentition, sans pour cela l'aggraver, surtout si les mouvemens se bornent au visage, ou aux mem-

2*

bres supérieurs, s'ils ne se répètent
qu'à longs intervalles, et si les autres
symptômes ne font pas plus de progrès; mais si les attaques sont suc-
cessives, rapides, énergiques, entraî-
nant avec elles la suspension provi-
soire de quelques sens principaux; si
la face est bouffie, pourprée, violette,
la langue idem, les lèvres noires, l'haleine forte, les yeux sortant de leurs
orbites et roulant avec rapidité les
contractions musculaires de la face;
il est notoire qu'elles auront une issue
funeste, et que cette position dangereuse sera terminée par une terrible
catastrophe.

Tel est à peu près le détail des maladies qui peuvent accompagner la
dentition; elles sont plus ou moins
graves, suivant la disposition du sujet
et sa constitution héréditaire. Si les
enfans sont issus de parens sains, elles
sont moins violentes et moins dangereuses; mais si au contraire, victimes

innocentes des fautes de ceux à qui ils
doivent le jour, ils ne portent en naissant qu'une constitution vicieuse, on
peut être sûr que la dentition fera développer ces vices, et qu'alors l'irritation générale en sera augmentée.
« La dentition, a dit Baumes (*), n'est
« pas une maladie; elle n'est que
« l'occasion où tous les troubles de
« l'économie se développent avec une
« étonnante énergie, mais elle n'en est
« pas la cause; elle est ici l'image d'un
« affreux incendie, dont l'origine re-
« monte à un feu léger qui pendant
« quelque temps a couvé sous la cen-
« dre. »

On ne sera sans doute pas étonné,
après avoir lu la description des dangers qui environnent cette période de
la vie, de croire qu'elle est la crise
la plus orageuse, et fait périr commu-

(*) Traité de la première dentition et des maladies,
souvent très graves, qui en dépendent. Paris 1806.

nément le sixième des nouveaux nés.
Cette mortalité n'est due à notre avis
qu'à la manière vicieuse dont on gouverne l'enfance; car, sur ce sixième
d'enfans morts dans l'odontophie, la
majeure partie n'ont dû leur fin qu'à
l'imprévoyance et à la négligence de
ceux qui les ont traités.

Nous ne terminerons pas cet exposé
sans faire remarquer combien la position sociale des individus influe sur
leur santé et leur développement. Les
gens habitant les campagnes, se livrant
à des exercices pénibles, fatigans, ont
des enfans robustes : ils les habituent
de bonne heure à surmonter les pri-
vations, les dangers, les fatigues, l'in-
constance des saisons; aussi sont-ils
moins exposés à les voir périr de la
dentition; tandis que, parmi les habi-
tans des villes et les gens entourés de
luxe, les enfans, élevés au sein de la
molesse et du superflu, ne font que
végéter sans force, sans gaîté, et sont

plus que les autres frappés de douleurs. Parmi même les cités nombreuses, ceux qui ont pour parens des gens
sans moyens, manquant du nécessaire,
logeant dans des rues étroites et mal-
saines, doivent nécessairement végéter
avec peine jusqu'au moment de la dentition, qui vient mettre un terme à
leurs souffrances précoces. Nous attri-
buerons leur mort à la mal-propreté
dans laquelle ils croupissent; au man-
que total de bonne nourriture, d'exercice; et surtout à cette absence des
soins, des attentions, des égards dont
les nouveaux nés doivent être l'objet.

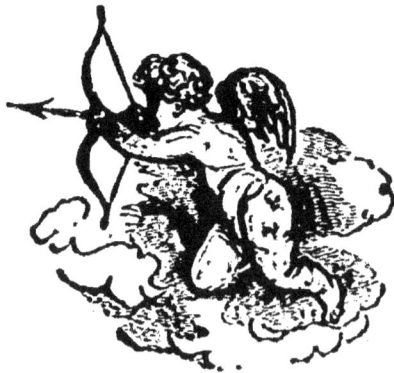

CHAPITRE II.

Des moyens à opposer aux symptômes qui précèdent
l'éruption des dents.

CHAPITRE III.

DES MOYENS A OPPOSER AUX SYMPTÔMES QUI PRÉCÈDENT L'ÉRUPTION DES DENTS.

Sa mère ! elle lui prête une sûre défense,
Calme ses maux légers, grands chagrins de l'enfance ;
Et, sensible à ses pleurs, prompte à les essuyer,
Lui donne les hochets qui lui font oublier.

LEGOUVÉ.

Dans les phénomènes de la vie, tout ce qui s'éloigne du rhythme naturel doit nécessairement apporter du dérangement dans l'équilibre des fonctions organiques, et plus particulièrement dans l'enfance, où les moindres altérations physiques, peuvent déranger l'économie entière. Ce principe est celui que nous allons suivre dans le

traitement des maladies déjà mention-
nées.

S'il nous était permis de joindre
notre faible voix à celle de tous les
écrivains célèbres qui comme nous se
sont occupés de l'enfance, nous pour-
rions exprimer le désir de voir la licence que l'on tolère dans l'éducation
des hommes, être détruite, et qu'elle
rentra dans les bornes d'une loi pres-
crite. Les Spartiates, les Athéniens,
et en général tous les peuples de l'an-
cien monde puisèrent, dans la manière dont ils furent élevés, ce courage,
cette vigueur, cette force peu conce-
vable de nos jours, et cette constitution robuste que rien ne pouvait vain-
cre (*). Les Hébreux avaient des lois
précises. Nous trouvons dans les insti-

(*) C'est l'éducation qui rendit courageux,
De Sparte sans appui les enfans vertueux ;
C'est elle qui rendit les Romains invincibles,
Et fit qu'aux plus grands maux ils furent insensibles.

ARMSTRONG.

tutions de Moïse (*), que les mères ou
les nourrices devaient, dans tous les
temps, prendre de leurs enfans les
soins les plus assidus. Il leur était enjoint, sous peine corporelle, de n'user
jamais, pendant tout le temps de la
lactation, d'aucune boisson forte, ni
viandes insalubres ; de ne faire aucun
excès, quelqu'en soit le genre. Il ne fallait jamais qu'elles tinssent leur nourrisson ni à l'ardeur du soleil, ni à l'im-
pression du serein, ni le tenir trop
renfermé. Elles étaient forcées de se
couvrir les mamelles, pour ne pas elles-mêmes gagner quelques maladies.
On les obligeait, de temps en temps,
à rendre compte de la manière dont
elles conduisaient leurs enfans. Que
s'en suivait-il ? Aucun accident quel-
conque ne venait dans l'enfance en déranger le développement, et les soins

(*) Institutions de Moïse au peuple hébreux.
SALVATOR, Paris 1828 ; *Trad. du Talmud.*

qu'elle recevait étaient guidés d'après une sage expérience.

Le premier besoin de l'homme est, après qu'il s'est accoutumé à sa nouvelle vie, de se procurer une substance propre à le soutenir, une nourriture conforme à sa délicatesse; aussi la nature, toujours plus admirable dans les inappréciables bienfaits qu'elle répand sur l'espèce humaine, a voulu qu'aussitôt après avoir vu le jour, cet être faible trouvât dans celle de qui il tient la vie, la liqueur qui doit soutenir son existence native; aussi

S'éveille-t-il? son sein, à l'isntant présenté,
Dans les flots d'un lait pur lui verse la santé.

LEGOUVÉ.

Après tout ce qui a été dit sur les avantages que retire un enfant de l'allaitement maternel, nous nous bornerons à répéter seulement que toute mère qui, mettant de côté les préjugés du siècle, voudra s'acquitter de ce doux

et important devoir y trouvera une
source infinie de délices, une longue
suite de momens de bonheur que rien
désormais ne pourra lui ravir. En amé-
liorant la santé de son enfant, elle s'ap-
prête de bien douces jouissances; en
formant son cœur et sa tendresse, elle
fera croître dans son ame, les premiers germes de son amour et de sa
reconnaissance.

Son cœur est averti par nos premiéres larmes;
Nos premiéres douleurs éveillent ses alarmes;
Sous les plus douces lois nous croissons près de vous,
Et c'est dès le berceau que vous régnez sur nous.

Si néanmoins les circonstances forcent la mère à se procurer une nourrice, que celle ci devienne l'objet d'un
examen détaillé de sa part ou de celle
d'un médecin éclairé. Nous nous bornerons seulement à dire qu'il faut
qu'elle soit bonne, douce, affable,
prévenante, d'une bonne constitution,
et par-dessus tout qu'elle ait la bou-

che fraîche et les dents saines. Ces qualités dans une nourrice sont nécessaires pour donner à l'enfant une constitution heureuse.

Durant tout le temps de l'allaitement, il faut que celle qui nourrit observe un régime de vivre sage, raisonnable ; qu'elle écarte loin d'elle tout ce qui pourrait ou trop la dissiper ou trop l'affliger. Selon plusieurs auteurs, les affections de l'ame influent d'une manière positive sur le lait, l'altèrent souvent ou en changent la nature. Quant au régime diététique, les alimens tirés du règne végétal, les viandes blanches, l'usage très modéré du vin, peu ou point de liqueurs alcooliques, nous semblent suffisans pour donner à l'enfant un lait doux et léger. Si néanmoins l'âcreté du lait est abondante, on la diminuera par les humectans, les boissons adoucissantes, les pédilluves, les lavemens, que l'on ordonne à la nourrice.

Contenter les enfans dans tous leurs désirs nous semble une chose importante. Ne croyez pas que l'enfant est privé de raison, ou d'affection morale très forte ; à la mamelle, il connaît parfaitement celle qu'il tète, il s'y attache, s'accoutume à l'aimer ; le premier mot qu'il prononce est pour elle ; ses petites mains lui rendent toutes ses caresses ; si c'est une nourrice et que le temps du sevrage soit venu, la peine qu'il éprouve de se séparer de cette femme, qu'il était accoutumé à appeler *mama,* est si grande que ses traits se décomposent, sa gaîté naïve disparaît. Une tristesse profonde la remplace, les couleurs vermeilles de ses joues ont disparu pour faire place à une paleur mortelle, il refuse toute nourriture ; enfin, on dirait que rien ne peut plus le consoler de la perte qu'il éprouve. Semblable au jeune arbrisseau qui, transplanté des zones brûlantes dans les climats glacés, y végète

quelques instans, mais y meurt bièn-
tôt épuisé, regrettant sa terre natale.

> Tel qu'une vigne infortunée,
> Qui loin de l'aquilon fleurit
> Sous un ciel pur qui lui sourit,
> A sa faiblesse abandonnée,
> Vers le sable penche entraînée,
> Et sous ses propres dons périt.
>
> DE LA TOUCHE.

Cette raison est sans doute trop puis-
sante pour ne pas détourner de la pensée de quelques mères qui n'ont pas
nourri leurs enfans, de les retirer et
de les sevrer avant le parfait développement de leurs dents. Je dirai, avec
M. Baumes, la force de la constitution
du sujet, la coutume qu'il a prise,
d'autre nourriture que le lait, l'empê-
chent de se trouver mal de ce changement subit de situation; mais, si quelques cas semblables viennent à l'appui
de cette hardie entreprise, combien
n'y a-t-il pas de victimes qu'un trop
prompt sevrage a sacrifiées! En géné-

ral ce sont les dents qui doivent fixer le temps de sevrer les enfans; les dents une fois venues, ou à peu près, indiquent plus sûrement que tous les raisonnemens possibles, que la nature demande d'autres alimens que le lait (*).

Un exercice, fait dans un endroit aéré, est une des choses indispensables de la dentition, aussi est-il bien préférable de nourrir ou d'élever un enfant à la campagne; là, libre de tous ses mouvemens, de toutes ses actions, il se livre à une' gaîté enfantine; et,

> Doucement soutenu sur ses mains chancelantes,
> Il commence l'essai de ses forces naissantes.
> Sa mère est prés de lui, c'est elle dont les bras
> Dans leur débile effort aident ses premiers pas ;
> Elle suit la lenteur de sa marche timide,
> Elle fut sa nourrice , elle devient son guide.

LEGOUVÉ.

Cet exercice continuel augmente sa

(*) Duplanil, traduction de Buchan, (*Médecine domestique*) p. 19, note 16.

3

force corporelle, et aide au développement de ses organes.

La propreté n'est pas une des choses les moins importantes dans l'hygiène de l'enfance, néanmoins nous ne ferons que la recommander en passant. L'usage, généralement adopté, des bains est, on ne peut plus, utile, surtout au moment de la dentition, où la susceptibilité nerveuse est excessive, et a conséquemment besoin d'être amortie. Cependant les bains conviennent mieux aux sujets gras et replets, fortement constitués, d'un tempérament nerveux, qu'à ceux d'une faible et molle constitution.

Ne laver la tête des enfans qu'avec de l'eau tiède; leur donner plus de demi-bains que d'entiers; ne pas trop les surcharger de vêtemens en été; les couvrir sagement en hiver; leur faire faire un exercice modéré, dans des endroits élevés, où l'air est toujours plus pur; leur faire habituer la campagne (*); avoir pour eux des égards, des complaisances, des attentions, sont autant de devoirs que l'on doit s'imposer pendant tout le temps que règne l'odontophie.

On ne saurait être trop circonspect dans la manière de donner la nourriture; le lait doit être administré peu à la fois, souvent dans la journée. Surcharger trop l'estomac d'un enfant, serait s'exposer à le fatiguer et à lui faire rejeter la partie surabondante de l'aliment. Ces vomissemens doivent être pris en considération de la part du médecin, qui en doit faire la différence d'avec ceux causés par l'excitation nerveuse de l'économie. Le lait, donné

(*) Le séjour de la campagne, dit Ballexerd, est la seule chose qui dédommage un peu les enfans de n'être pas nourris par leurs mères *(Education physique des enfans)*. Envoyez, répète Rousseau, vos enfans se renouveler, pour ainsi dire eux-mêmes, et reprendre au milieu des champs, la vigueur qu'on perd dans l'air malsain des lieux trop peuplés.

Emile, p. 53.

souvent mais en petite quantité, entretient les gencives, alors irritées, dans un état de mollesse favorable à la sortie des dents; l'odaxisme se trouve appaisé par cette liqueur bienfaisante. Sous ce rapport, il est assez difficile de faire contracter aux nourrices cette précieuse habitude. Les trois quarts, habitant la campagne, se livrent aux travaux des champs; et toutes se règlent bien moins sur les besoins de leur nourrisson que sur leurs rudes occupations. Elles le laissent long-temps souffrir de la faim, et lui donnent ensuite un lait beaucoup trop abondant pour qu'il ne soit pas la cause de tous ces dérangemens qui assaillissent les nouveaux nés. Cette réflexion nous ramène, malgré nous, à dire qu'il n'est qu'une mère qui seule puisse s'assujettir à donner le sein à son enfant lorsqu'il est convenable. Qu'on nous croie. Les enfans les mieux constitués, qui sont livrés aux mains d'une nourrice mercenaire, ne peuvent que dépérir avec elle ; car son lait, composé de matières réfractaires à la vie, ne peut que lui porter atteinte, en frappant d'atonie ces principaux organes.

Tant que le lait suffit à un enfant, il ne faut pas lui donner une autre nourriture ; mais s'il devient insuffisant, on y supplée par les panades, les crèmes de pain bien cuit et bien fermenté. Spielman conseille d'y ajouter un mélange de lait de vache et une émulsion d'amandes douces.

La manière de préparer ces panades ou crèmes de pain est on ne peut plus simple, suivant Buchan (*). Il faut le faire bouillir dans l'eau, ensuite faire écouler cette eau, et verser sur le pain une quantité convenable de lait bien frais, qui n'ait pas bouilli. Suivant Boërhave, le lait qui a bouilli se gâte, car il perd sur le feu ses parties les plus saines et les plus fluides.

(*) Médecine domestique , p. 42.

Tel est le régime qui convient le mieux aux enfans qui ont souffert ou que des circonstances ont privé d'allaitement maternel; cette diète végétale doit durer tout le temps de la dentition.

Nous avons dit, en parlant des symptômes qui devancent l'apparition des dents, que les prurits violens des gencives forcent les enfans à mordiller chaque objet qu'ils peuvent atteindre; cette conduite chez eux avait sans doute donné lieu à un instrument nommé *hochet*, qui bientôt obtint une vogue très grande, et fut employé généralement par toutes les classes de la société. Malgré que cet instrument de luxe ait été préconisé par Buffon, Lory, Baumes, Duval et plusieurs autres, nous ne craignons pas de témoigner contre son usage préjudiciable, dans tous les cas de son application; en effet, n'est-il pas certain qu'un instrument d'une substance très dure, qui appuie à cha-

que instant sur des chairs irritées et
malades, n'en augmente la phlegmasie; qu'il ne parvienne à rendre les
gencives dures et calleuses; et qu'elles offriront alors plus d'obtacles à la
dent qui doit les percer, et par consé-
quent, sont susceptibles de retarder la
dentition? Je rejette, a dit Gariot (*),
ces petits bijoux de luxe, répandus
dans le monde par les bijoutiers qui
les fabriquent; et je leur substitue,
toujours avec avantage, des substances molles ou élastiques.

Prenons toujours l'instinct pour
exemple, nous dit Rousseau (**). Voit-
on les jeunes chiens exercer leurs dents
naissantes sur des cailloux, sur du
fer, sur des os? Ne prennent-ils pas
de préférence du bois, du cuir, des
chiffons, des matières qui cèdent et
où les dents s'impriment? Eh bien,

(*) Traité des maladies de la bouche, Paris 1805.
(**) Emile ou l'Education, p. 78, t. I.

au lieu de ces bâtons de corail ou de
cristal enrichis de ciselures, d'or ou
d'argent, donnez aux enfans une croûte
de pain revêtue de confiture ou de miel,
un bâton de racine de guimauve ou de
réglisse. Ces diverses substances, tout
en satisfaisant le penchant du petit
souffrant, diminueront la tension des
gencives, et leur déchirement ne sera
ni aussi pénible ni aussi douloureux.

Si la maladie tend à augmenter, on
multiplie les onctions mucilagineuses,
ayant soin d'entretenir la liberté du
ventre par quelques lavemens émoliens; si les vomissemens sont fréquens
et que l'on reconnaisse qu'ils sont causés par une sur-excitation totale, on
a recours aux sangsues appliquées aux
chevilles, on en seconde l'effet en don-
nant, comme nous l'avons déjà dit,
peu de nourriture à l'enfant, et en lui
faisant prendre, outre le lait, quelques
cuillerées de sirop adoucissant de guimauve, gomme ou capillaire.

Les antispasmodiques, tels que les sirops d'éther ou de fleurs d'oranger; les infusions de tilleul, de laitue, sont spécialement ordonnées. Si les vomissemens sont accompagnés de crises nerveuses, on réussit aussi à les faire diminuer, en faisant prendre quelques bains tièdes. M. Carrault (*) enjoint les frictions avec un demi-gros de laudanum de Sydenham, sous les bras, aux aisselles, sur les parties latérales du cou, sur la poitrine, s'il y a toux opiniâtre et nerveuse, et si le malade éprouve de l'embarras dans sa respiration.

Les sangsues à la poitrine sont encore préconisées par le même, pour combattre l'inflammation gastrique qui suit quelquefois celle des gencives. Ce remède ne convient que s'il y avait un commencement de pneumonie.

Nous devons avertir que si la mala-

(*) Guide des mères qui veulent nourrir.

3*

die de l'enfant acquiert ce période
de gravité, la mère, qui jusque-là en
aura surveillé les rapides progrès et
qui aura mis en pratique les moyens
ci-dessus déclinés, ne doit plus laisser
peser sur elle la responsabilité de soigner seule son enfant. Ici, sa mission
finit, le devoir du médecin commence. Néanmoins, pour lui donner une
idée de la conduite que celui-ci doit
tenir, nous allons la lui indiquer.
Les bains, les sangsues, les évacuans;
quelques lotions antinerveuses pour
faire cesser l'insomnie, l'agitation, les
frayeurs soudaines, qui accompagnent
toujours les dentitions difficiles, seront
dans tous les cas employés.

Quant aux éruptions cutanées,
aux gourmes, aux croûtes laiteuses, si
communes alors, nous ne donnerons
aucun traitement, si ce n'est de nous
opposer avec force à ce qu'on emploie
aucun moyen pour les faire cesser : on
doit les regarder comme autant de voies

dont la nature se sert pour détourner les mouvemens fluxionnaires du lieu principal de l'irritation.

Les convulsions sont, de toutes les maladies de la première enfance, celles qui demandent à être combattues avec le plus de promptitude. Les remèdes qui leur conviennent doivent être dirigés d'après le tempérament et l'habitude corporelle des malades. Néanmoins, les bains, les sangsues aux oreilles ou aux angles des mâchoires, les sinapismes, les calmans narcotiques sont employés généralement ; c'est, du reste, au médecin à choisir parmi eux, ceux qui conviennent le plus au sujet.

Il nous reste à parler d'un moyen extrême, qui n'est guère employé maintenant que comme ancre de salut, celui d'inciser profondément la gencive à l'endroit où la dent doit percer, et par là lui donner un moyen de la traverser plus promptement. Après toutes les opinions émises à ce sujet, nous dirons seulement que dans quelques cas elle nous a paru nuisible, surtout lorsqu'elle s'exécute sur un enfant très nerveux; mais dans d'autres, elle devient le seul moyen de sauver les jours de l'enfant, et de l'arracher à une mort cruelle. Dans tous les cas, nous ne la prescrivons qu'à la dernière extrémité, et lorsque tout ce qui a été déjà dit, aura vainement été mis en usage. Cet avis est trop généralement adopté pour qu'on cherche à nous le contester (*). Cette opération, étant

---

(*) Nous rapporterons, à cette occasion, un fait qui nous a paru trop remarquable pour être passé sous silence : M. Robert, dans son *Traité des principaux objets de médecine*, t. II, p. 311, rapporte qu'un enfant, après avoir beaucoup souffert des dents, mourut et fut mis au suaire. M. Lemonnier, ayant à faire chez la sevreuse où cet enfant avait perdu la vie, après avoir rempli son objet fut curieux de connaître l'état des alvéoles dans un cas où l'éruption des dents n'avait pu se faire : il fit une grande incision aux gencives; mais, au moment où il se proposait de suivre son examen, il vit l'enfant ouvrir les yeux et donner des signes de vie. M. Lemonnier appelle du

toute du ressort du chirurgien-dentiste, nous la passerons sous silence.

Le développement des dents chez
l'homme, les douleurs nombreuses qui
l'accompagnent, ont nécessairement
donné lieu à une foule d'inventions,
plus ou moins absurdes, pour en diminuer l'intensité. Que de préjugés,
étouffant la raison et l'expérience, ne
rendent l'enfance victime des charlatans, des commères et des nourrices!
Combien n'a-t-on pas inventé de pou-
dres, de sirops... les colliers d'ambre,
de valériane, de pivoine, pour faire
cesser les convulsions; la poudre de
corne de serf, pour faire pousser les
dents; le jus de citron, pour diminuer
l'engorgement des gencives; et mille

---

secours, on débarrasse l'enfant de son suaire, on lui pro-
digue des soins, les dents sortent et l'enfant recouvre la
santé.

Cette observation est également consignée dans le Dictionnaire des sciences médicales, art. *Dents*, t. VII.

autres compositions toutes aussi trompeuses, et qui ne sont qu'autant d'appâts lancés à la faiblesse et à la crédulité.

Nous donnerons, avant de finir ce chapitre, un dernier avis aux mères : c'est de ne se jamais laisser aveugler par l'effronterie fallacieuse de ces soidisant dentistes qui infectent la province, entourés d'une bruyante musique ; montés sur des chars de louage ; munis d'une éloquence d'emprunt ; un ramage de perroquet, qu'ils débitent à toutes leurs stations. Nous les prévenons que, si elles sont assez crédules pour se fier à leurs promesses, si elles se munissent de leurs recettes, elles s'exposeront, en les appliquant à leurs enfans, à conduire ces petits êtres que leur confia la nature, d'erreurs en erreurs, d'infirmités en infirmités, à la mort la plus prématurée. Qu'elles s'adressent toujours à un dentiste éclairé, à un homme enfin qui, comme

ces misérables, ne sera pas mû par
un intérêt avide (*), et de plus, n'aura
pas l'ignorance en partage.

(*) Nous nous rappelons avoir vu de ces indignes
charlatans affronter l'opinion publique, en se parant des
titres les plus respectables; courir les foires et les marchés, et partout laisser des traces de leur barbare inca-
pacité. En voilà une copie dont il est facile de trouver
l'original :

> Sur les pas de ma muse, entrez dans ce hameau ;
> Sur ces planches voyez à l'ombre d'un ormeau,
> En habit galonné jusque sur la doublure,
> Ce gros homme étaler sa grotesque figure,
> Et vanter de son art l'effet prodigieux ;
> Le vulgaire l'entoure, en ouvrant de grands yeux.
> « Eh oui, parbleu, dit-il à la foule ébahie,
> « J'ai parcouru l'Egypte et l'Inde et l'Arabie ;
> « Pour chercher des trésors, à vos regards offerts,
> « J'osai seul m'enfoncer dans ces brûlans déserts,
> « Dans ces sables mouvans, où de soif consumée,
> « J'ai vu du Grand-Mogol périr toute l'armée.
> « Pour jouir d'un remède aussi sûr qu'il est doux,
> « La somme n'est pas grande, il s'agit de cinq sous.
> « Pour s'en priver, messieurs, soit dit sans nul reproche,
> « Il faudrait n'avoir pas cinq sous dans votre poche !
> « A mon art surprenant vous devez recourir,
> « Car j'arrache les dents sans vous faire souffrir.
> « Le baume que je vends est une essence unique,
> « Il guérit la migraine et même la colique..... »

Notre homme continue et , sur le même ton,
Jure qu'il a guéri le feu roi du Japon.
Ce n'est pas tout : notre homme , ainsi que Sganarelle,
Sait plus d'un tour ; il fait parler Polichinelle,
Et par un fil d'archal, qu'il tient entre ses doigts,
Il met en mouvement tous ses acteurs de bois.
Qu'un malheureux alors, sortant de l'auditoire,
Aille à ses lourdes mains confier sa mâchoire ;
De son acier cruel prompt à le déchirer,
Après l'avoir fait rire il le fera pleurer.
Ainsi des imposteurs la stupide ignorance
Au vrai dentiste a fait plus de mal qu'on ne pense.

MARMONT.

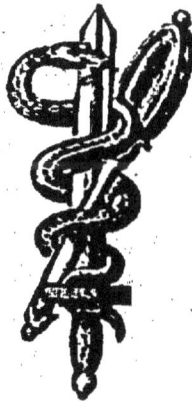

CHAPITRE III.

Du développement des dents de la première dentition.

CHAPITRE III.

DU DÉVELOPPEMENT DES DENTS DE LA PREMIÈRE
DENTITION.

Quand ses pieds délicats
Commencent à marquer la terre de leurs pas,
Sa langue, d'un filet enfin débarrassée,
Exprime ses besoins, ses désirs, sa pensée;
Son organe se forme, et de ses faibles dents,
Il s'essaie à broyer les premiers alimens.
MARMONT, p. 31.

L'ENFANT qui naît n'a ordinairement aucune dent; ce n'est que, comme nous l'avons déjà dit, lorsqu'il ne trouve plus dans les produits de la lactation une nourriture appropriée à l'exigence de ses besoins, et son développement précoce nécessitant des alimens plus abondans et plus solides, que la nature doit fournir des organes propres à triturer sa nouvelle nourriture; et c'est ce qui a lieu en effet à

cette époque où vingt dents, encore cachées dans les alvéoles, apparaissent
successivement deux à deux, c'est-à-
dire, l'une à une mâchoire et l'autre
à sa correspondante.

C'est ordinairement six mois après
la naissance, quelquefois plus, d'au-
trefois moins, que les premières dents
paraissent : elles sont placées à la partie médiane et antérieure de la mâchoire inférieure, et sont au nombre
de deux ; elles se suivent assez souvent
à leur sortie, mais le plus souvent elles mettent un intervalle de quinze
jours ou trois semaines entre leur apparition. Un mois après, les correspon-
dantes de la mâchoire supérieure se
montrent, observant le même ordre.
Ces quatre dents sont jointes bientôt
par quatre autres, prenant place à
côté, et complétant la série des dents
de la première époque ; ces huit dents
sont nommées incisives ou cunéiformes ; en effet, elles servent à diviser

les alimens, et de plus, ont la forme
d'un coin légèrement bombé sur la
partie antérieure et creusé en arrière;
celles qui occupent le milieu se nomment grandes, les autres moyennes.

Avant la fin de la première année,
la mâchoire se meuble successivement
de quatre nouvelles dents plus fortes,
plus grosses et plus longues que les premières; elles ont pris nom de canines
à cause sans doute de leur ressemblance
à celle du chien; et de plus, parmi le
peuple on leur donne la fausse dénomination *d'œillères* (dents de l'œil).
Nous disons fausse; car, il serait absurde de croire qu'il y eût, entre l'œil
et ces dents, le moindre rapport.

C'est déjà un grand pas de fait, que
de posséder à quatorze mois douze
dents; il n'en reste plus que huit pour
compléter le terme total. L'enfant se
fortifie tous les jours, et tout fait espérer un facile développement; mais ces
douze dents lui rendent déjà de nom-

breux services; il mange, car il a
cessé de se nourrir de lait; son doux
sourire est animé par les perles d'al-
bâtre que cachent ses lèvres vermeilles, et un enfant qui sourit a tant de
charmes !

Un sourire souvent, échappé de sa bouche,
Désarme le courroux du cœur le plus farouche :
Tel est chez l'homme en fleur, de cet attrait charmant
Le magique pouvoir, le charme si touchant.

MARMONT.

Rien de remarquable pendant quelques mois. Le travail de la dentition
se trouve suspendu; la nature toujours
plus attentionnée, veut qu'il y ait entre les premières dents et l'apparition
des dernières un laps de temps assez
long pour laisser à notre petit malade
le loisir de se remettre des douleurs
qu'il a déjà éprouvées. Nul changement
dans la bouche avant l'âge de dix-huit
mois ou deux ans; mais à cette époque
les douleurs renaissent, et avec elles
les soucis, les chagrins. Pauvres enfans!

encore quelque temps et vous serez
délivrés de ce qui cause vos peines!
Quatre nouvelles dents paraissent,
mais celles-ci ont eu plus de peine
que les autres à se faire jour. D'où
vient cela? Leur forme est sans doute
plus forte, elles n'ont point de bords
tranchans, leur couronne est carrée,
elles ont dû peiner davantage pour sortir, elles se placent en arrière et sur
les côtés des précédentes; une nouvelle
éruption a lieu : encore quatre dents
qui se sont fait jour, pendant que
l'enfant n'était pas encore remis du
trouble que lui avait causé les autres.
Aussi s'en est-il peu aperçu; ce n'est
pas sans étonnement que sa mère, en
visitant sa bouche, trouve le nombre
des dents augmenté de quatre. Ces
dernières dents sont les huit molaires;
elles font l'office, dans la bouche, de
meules de moulin, d'où leur vient sans
doute leur qualification.

Plus de dangers, plus d'alarmes;

l'enfant possède ses vingt dents, on ne doit plus craindre pour lui : la joie renaît sur tous les visages, et la mère du petit souffrant se livre maintenant au bonheur.

C'est un événement heureux dans une famille, lorsqu'un enfant chéri a fait sa première dentition. Cette époque tant désirée charme tout le monde : on dirait, à voir la gaîté qui règne parmi elle, que son petit rejeton ne doit plus éprouver de dangers.

Prudente dans sa marche, inexplicable dans ses bienfaits, la nature, impénétrable dans ses secrets, travaille sourdement pendant plusieurs années au développement de nouvelles dents. Déjà une année s'est écoulée depuis que la vingtième dent a paru; l'enfant, qui se trouve âgé de quatre ans n'y songe plus; il ne pense qu'au plaisir. Jouer, courir, folâtrer, emploient toutes ses journées. Heureux âge, où l'ignorance sauve de bien des peines!

Tout-à-coup la partie située derrière les petites molaires se gonfle, s'irrite ; la gencive s'enflamme, devient rouge, enfin, présente les mêmes phénomènes déjà décrits aux dents de lait. La douleur qu'elle cause, sa rougeur, le nouveau malaise de l'enfant, tout dénote qu'il s'opère dans sa bouche un travail. En effet, peu de temps s'écoule, et quatre dents se montrent successivement; elles sont fortes, larges, portent plusieurs tubercules ; elles ont le même nom des petites molaires, mais elles sont grosses molaires. La texture de leur émail, sa solidité, semblent présager en elles des qualités plus appréciables que ses devancières ; il le faut bien, puisqu'elles doivent rester en place toute la vie, tandis que les autres vont être bientôt remplacées.

C'est dans ce moment surtout que le malade a besoin de soin, de distraction. Si l'on occupe son esprit

4

par quelques amusemens, il souffre moins, il cesse ses plaintes ; d'ailleurs un poète l'a dit :

Le rire de l'enfance est toujours près des larmes.

Ceci s'adresse autant aux pères qu'aux mères ou aux nourrices ; doit-on rougir de s'amuser avec son enfant ? N'est-ce pas un sentiment inné dans le cœur de l'homme ? Le sage Caton ne dédaignait pas de descendre jusqu'aux derniers soins pour ses enfans au berceau ; Thémistocle n'était jamais plus heureux que quand il jouait avec son fils (*); Henri iv lui-même ne nous donne-t-il pas cet exemple (**)?

(*) Ballexerd. *Education physique des enfans.*

(**) Henri iv marchait à quatre pattes dans sa chambre, en portant ses enfans sur son dos ; surpris dans cette posture par l'ambassadeur d'une cour étrangère, il lui demanda, sans se déranger, s'il était père de famille, et sur sa réponse affirmative, reprit : « En ce cas, je vais « faire le tour de la chambre. »

Heureux le père qui se plaît avec ses enfans ! ils feront un jour sa félicité.

Revenons : nous avons parcouru trois époques de l'enfance auxquelles se font des éruptions nouvelles; vingt dents pour les deux premières et quatre pour la troisième. Nous croyons, pour l'intelligence des lecteurs, devoir mettre sous leurs yeux le tableau approximatif des époques les plus ordinaires de la sortie des dents de l'enfance.

Nous avons cru par là fixer davantage l'attention de la mère, qui pourra voir du premier coup d'œil et suivre bien plus facilement le développement graduel des dents chez son enfant, et connaîtra avec beaucoup plus de justesse toutes les époques de cette révolution bucale, à ses yeux si précieuse.

PREMIÈRE DENTITION.

PREMIÈRE ÉPOQUE.

Du 6me au 10me mois , les huit incisives ou
cunéiformes..................... 8

Du 10me au 14me id. les quatre canines (*)
ou lanière 4

DEUXIÈME ÉPOQUE.
QUATRE MOIS D'INTERVALLE.

Du 18me au 22me mois, les quatre premières
molaires...................... 4

Du 24me au 36me id. les quatre secondes
molaires...................... 4

TROISIÈME ÉPOQUE.
UN AN D'INTERVALLE.

De la quatrième année à la cinquième, les
quatre premières grosses molaires permanentes 4

TOTAL...... 24

Ce tableau n'a été fait que d'après les
époques les plus approximatives : il est

(*) Cette éruption n'est pas toujours constante. Dans
le plus grand nombre de cas, les canines ne sortent qu'a-
près les petites molaires, ce qui dénote assez clairement
la peine que ces dents doivent éprouver, lorsqu'elles
viennent à paraître, étant comprises entre les incisives et
les molaires. Souvent l'intervalle se trouve beaucoup trop
étroit pour les loger, et cause leurs fréquentes irrégularités.

rare de voir des dents avant la naissance, et même avant l'âge de six mois(*). Cependant cela s'est vu. Comme aussi il y a des exemples d'éruptions tardives ou nulles (**). Quelques enfans issus de parens délicats ne font quelquefois leurs dents qu'à l'âge de dix ou quinze mois, et souvent plus tard. On sera frappé, si l'on observe cette opération de la nature dans un certain nombre d'individus, de voir les disparates et les anomalies qui s'y rencontrent à chaque instant; car, la m...... le temps, l'époque, le nombre, ... est souvent interverti.

Les vingt dents qui comprennent les deux premières époques sont nom-

---

(*) Louis XIV vint au monde avec six dents ; Mirabeau naquit avec deux dents molaires, ce qui est un cas très extraordinaire. (MIRABEAU. *Lettres originales.*)

(**) M. Baumes a vu et rapporté l'observation d'un huissier à qui il n'est jamais sorti aucune dent. M. Duval rapporte deux traits semblables. *Voyez le Dentiste de la jeunesse, p.* 73.

mées vulgairement dents de lait; en
effet, elles en égalent la blancheur;
ou bien, l'enfant étant nourri de lait
à cette époque, leur a-t-on laissé
la dénomination qu'Hippocrate leur
avait donnée (*) et que les nourrices
de certains pays appellent *quenotes*.

(*) Hippocrate reconnaissait trois générations de dents ;
celle qui se formait du sang, du lait et des alimens
solides : celle du sang était les huit incisives, celle du
lait les quatre canines, et celle des alimens solides les
huit molaires. Les modernes ont abandonné ces fausses
dénominations.

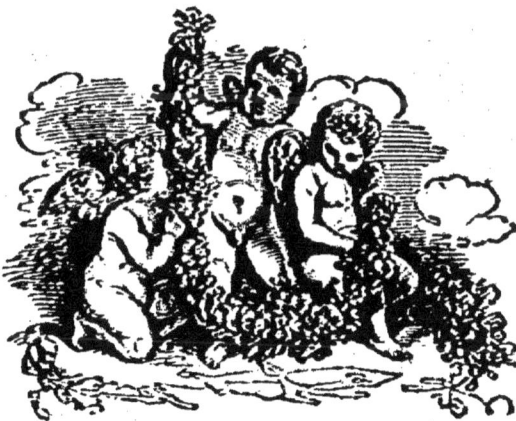

CHAPITRE IV.

De la seconde Dentition et des moyens de la diriger.

CHAPITRE IV.

DE LA SECONDE DENTITION ET DES MOYENS DE LA DIRIGER.

Quand la raison précoce a devancé son âge,
Sa mère la première épure son langage;
De mots nouveaux pour lui, par de courtes leçons,
Dans sa jeune mémoire elle imprime les sons;
Soin précieux et tendre, aimable ministère
Qu'interrompent souvent les baisers d'une mère.

MILLEVOYE.

LA vie n'est qu'une collection variée de phénomènes qui naissent, durent, passent et font place à d'autres, qui naîtront et passeront à leur tour. Semblables aux fleurs qui devancent les fruits, les dents de la première enfance ont un terme marqué par la nature: une fois arrivé elles vacillent, meurent et cèdent leur place à de nou-

4*

veaux organes qui doivent pour toujours les remplacer.

Jolies petites dents, qui nous avez
causé tant de peine à cultiver; organes
si utiles, votre fin approche; il vous
faudra abandonner la place que vous
n'habitez que depuis si peu de temps!
Un lustre vous a vus, un second vous
cherche en vain.

Il s'est passé trois années depuis que
la dernière éruption a eu lieu: tout
était rentré dans l'ordre; notre petit
malade avait cessé de souffrir; une lice
s'est ouverte devant lui; et il a passé
dans les écoles, auprès des fastidieux
rudimens, le temps que nous l'avons
perdu de vue. On a pensé à réprimer
en lui cette fougue de jeunesse, cet ar-
dent amour des plaisirs. On le punit,
on lui impose des devoirs.... Patience,
nous allons pendant quelque temps
l'en dispenser.

Les dents de lait ont duré sept années; au bout de ce terme elles vacil-

lent pendant quelque temps, et finissent par tomber, savoir : les huit premières dans le même ordre de leur sortie; mais ensuite, les canines demeurent et ne tombent que tout autant que les petites molaires auront abandonné leurs alvéoles.

Dès qu'une dent est tombée, celle qui doit lui succéder commence à se montrer, et elle est ordinairement assez avancée avant que sa correspondante soit remplacée elle-même. Sept ans se passent aux remplacemens des dents : alors d'autres nouvelles viennent occuper le vide qui se trouve derrière les molaires de quatre ans; elles occupent alors le fond de la bouche, sont quatre et se nomment, comme celles-ci dessus, molaires; tandis que celles de remplacement sont sous la dénomination de petites pour les distinguer.

DEUXIÈME DENTITION.

PREMIÈRE ÉPOQUE.

De 7 à 11 ans, les huit incisives ou cunéiformes   8

De 10 à 15 id. les quatre canines, œillères ou lanières..   4

De 9 à 13 id. les quatre petites premières molaires..   4

De 12 à 14 id. les quatre secondes petites molaires..   4

SECONDE ÉPOQUE.

De 13 à 17 ans, les quatre secondes grosses molaires pénultièmes..................   4

TROISIÈME ÉPOQUE.

De 18 à 40 ans, les quatre dernières dents, ou de sagesse, nommées encore dents tardives ou opsigones........................   4

TOTAL..... 28

DENTS REMPLAÇANTES.

DENTS PERMANENTES.

Ajoutez à ces vingt-huit dents les quatre premières grosses molaires permanentes, qui forment la troisième époque de la première dentition, ce qui fera en tout les trente-deux dents qui meublent le plus ordinairement la bouche des adultes (*).

Malgré que nous ayons donné les époques les plus ordinaires de la sortie des dents des adultes, on se persuadera facilement que l'ordre de cette éruption n'est pas à beaucoup près aussi constant; qu'il est souvent entraîné par une foule de circonstances qui dépendent, ou de la constitution de l'individu, ou des affections pathologiques qu'il aura éprouvées.

Ces affections sont moins nombreuses que celles de la première dentition; mais néanmoins il est utile de les connaître.

Les enfans élevés au milieu des grandes villes, qui appartiennent à des pa-

(*) Ce terme de trente-deux dents ne se rencontre pas chez tous les individus. Chez les femmes principalement on en trouve souvent que vingt-huit. Ces anomalies tiennent à la forme des mâchoires.

rens aisés ou opulens, sont plus que les
autres susceptibles de recevoir de la
seconde dentition des influences mala-
dives et des dérangemens douloureux.
La cause en est dans la manière dont
on les gouverne; car, au lieu d'aider leur cerveau au développement
de leurs forces physiques, on le sur-
charge de fonctions pénibles et intem-
pestives, qui produisent en lui une
irritation, une mobilité toujours prête
à détruire le parfait équilibre de l'or-
ganisme et à déranger, par la plus
légère cause, l'ordre de l'économie
entière.

Les études sérieuses, l'habitation
des colléges, leur mémoire dont on
abuse, leur esprit qu'on énerve par
une application trop soutenue, leur
procure un mécontentement, une
apathie qui nuit non-seulement à leur
instruction mais encore qui peut faire
développer en eux une foule de maladies graves au moment de la denti-

tion (*). Ces diverses remarques frappent journellement nos yeux, tandis que si nous observons les enfans de nos campagnes, ou ceux qui appartiennent aux classes inférieures de la société, nous verrons qu'habitués à affronter l'intempérie des saisons, à s'exercer à une gymnastique fatigante qui développe leur force, ils en acquièrent une constitution robuste, ni nerveuse, ni exaltée, et sont

---

(*) L'intention de la nature, nous dit Rousseau, est que le corps se fortifie avant que l'esprit s'exerce. Les enfans sont toujours en mouvemens; le repos et la réflexion sont l'aversion de leur âge, une vie appliquée et sédentaire les empêche de croître et de profiter, leur esprit ni leur corps ne peuvent supporter la contrainte. Sans cesse enfermés dans une chambre avec des livres, ils perdent toute leur vigueur, ils deviennent délicats, faibles, malsains, plutôt hébétés que raisonnables, et l'ame se sent toute la vie du dépérissement du corps. Cette réflexion du philosophe de Genève vient à l'appui de celle de Boërhave, Hallert, Van-Swieteen, qui avaient démontré combien l'éducation précoce est contraire à la santé, et surtout au développement des dents.

pour la plupart bien moins sensibles
à la douleur.

Lorsqu'une dent va percer, la partie de la gencive qui l'entoure, est
toujours le siége d'un mouvement
fluxionnaire, accompagné d'un peu
de cuisson, de douleur, et quelquefois même de quelques aphtes ou
abcès.

Quelque temps avant ce travail,
les enfans éprouvent un malaise difficile à décrire : ils ressentent une démangeaison générale assez inquié-
tante; les dents de lait se carient et
produisent la phlegmasie des gencives, leur ulcération, suivie toujours
de beaucoup de souffrance.

Le deuxième travail dentaire se fait
quelquefois remarquer par la facilité
avec laquelle l'affection de la bouche
se manifeste aux parties voisines, et
cause de fréquentes ophtalmies, des
augines (maux de gorge), des engor-
gemens, des glandes maxiliaires, les

dartres au visage et les fréquens maux
de tête. Ces différens accidens n'ont
pas lieu sans une légère fièvre, des
indigestions et un embarras dans les
voies nutritives.

Si l'on habitue de bonne heure les
enfans à une constitution vigoureuse
et saine, si on les distrait, on les
amuse au moment où tous ces phénomènes paraissent, on parviendra facilement à remédier à ces petites in-
dispositions. On peut encore user de
quelques cataplasmes sous les mâchoires, des gargarismes, des bains de
pieds, d'une nourriture fortifiante et
de beaucoup d'exercice. Si les dents
mâchelières ont beaucoup de peine à
percer, comme cette résistance est
entièrement du côté de la gencive,
on la fait cesser en employant les
moyens émoliens expliqués au chapitre des dents de lait, et, s'ils ne suffisent point, on a recours à l'incision
de la gencive. C'est particulièrement

dans la pousse des dents de sagesse que cette opération devient d'un grand secours, tant qu'à la douleur. Elle est très légère, vu que la gencive se trouve engourdie par l'irritation qui en a détruit la sensibilité.

Ce serait sortir des bornes que nous nous sommes prescrites, si nous nous avisions d'enseigner la méthode de procéder à cette opération; c'est à la mère à choisir pour la faire un dentiste habile, exercé et qui mérite sa confiance.

On ne doit pas avoir en vue, dans l'éducation physique de l'enfance, de se borner seulement à la prévenir des maladies qui peuvent l'atteindre; à les en délivrer s'ils y sont en proie; mais aussi la symétrie, la régularité avec laquelle doivent être placées les dents, doit nécessairement éveiller la tendresse maternelle (*). Qu'elle

(*) Cette régulière beauté donne à la bouche ce charme séducteur que Salomon aimait tant dans la

est la jeune mère qui, en pressant
sur son sein son enfant, n'arrête avec
délice son imagination sur les douces
années de sa jeunesse, et qui ne jouit
d'avance du développement de ses
charmes qu'elle suppose toujours par-
faits !

> Oh ! comme avec orgueil, son regard enchanté
> Voit sa beauté naissante éclipser sa beauté !
>
> MILLEVOYE.

Combien ne doit-on pas blâmer
celles qui portent l'indifférence jusqu'à ne pas s'occuper du soin de leurs
enfans! Plus tard elles seront frappées
des nombreuses irrégularités, de l'aspect repoussant de leur bouche, et se
plaindront au sort de cette soi-disant

---

reine de Saba. « Vos dents, lui disait-il, sont comme
« des brebis nouvellement tondues qui sortent du bain,
« et qui vont deux à deux boire à la fontaine. »
        (Cant. Cant., c. 4, X. 7.)

injustice. Il n'est cependant au monde
aucun être qui, plus que la femme,
puisse apprécier, même par expérience, combien il est doux, agréable de posséder une bouche régulière;
de belles dents saines, dénuées de
tartre, et formant deux rangées de
perles bien éblouissantes. Elles savent
par elles-mêmes, si elles ont jouit de
cet avantage, qu'il peut contribuer
à l'embellissement et même au bonheur de la vie. Si elles en ont été
privées, elles se rappelleront ce qu'elles ont eu à gémir et combien de regrets en ont été la suite.

Le moyen propre à favoriser le parfait arrangement des dents, n'est pas,
comme plusieurs dentistes le soutien-
nent, dans l'arrachement précoce des
dents de lait; comme aussi il ne faut
pas, selon d'autres, attendre tout à
fait qu'elles tombent d'elles-mêmes:
on s'exposerait à les voir demeurer,
et devenir un obstacle à la sortie des
nouvelles.

La principale question qui doit nous occuper est celle de savoir quel est le moment favorable pour l'extraction des dents de lait. Nous répondrons à cela, et nous pensons avoir beaucoup de gens de notre avis, qu'il serait téméraire d'assigner une époque fixe; le dentiste seul à qui s'adressera la mère, peut, s'il connaît les mécanismes des dentitions (ce qui n'arrive pas toujours), déterminer le moment où l'évulsion de la dent est nécessaire.

Il ne faut jamais, sans une raison valable, s'exposer à arracher les dents de lait avant qu'elles vacillent; les secondes en sont toujours mal placées, car elles rencontrent beaucoup trop d'espace, et laissent entr'elles des vides tout à fait choquans. Un célèbre médecin de Dublin (le docteur Hudson) disait, il y a quelques années : « L'usage d'extraire les dents des « enfans, avant qu'elles soient vacil- « lantes, est très erroné ; le but qu'on

« se propose, qui est de faire plus de
« place aux dents de la seconde série,
« est manqué par ces opérations; les
« soins des parens suffisent pour répa-
« rer tous ces désordres. Ne troublons
« point la nature et la sagesse divine
« dans les productions des dents per-
« manentes, c'est le moyen de trom-
« per l'espoir des charlatans (*). » Les
irrégularités permanentes, comme l'a
dit Fox (**), ne sont ordinairement oc-
casionées que par la résistance qu'op-
posent les dents temporaires les plus
voisines; ce que nous avons toujours
remarqué lorsque les dents de lait sont
petites et rapprochées; car celles de
remplacement, étant toujours beaucoup plus larges que les autres, doivent nécessairement empiéter les unes
sur les autres, afin de se placer.

(*) Lemaire, *Physiologie*, p. 24.

(**) *Histoire naturelle des dents de l'espèce humaine*, trad. de l'anglais par Lemaire; Paris 1821.

N'ôter les dents qu'à mesure qu'elles sont ébranlées, ou que l'on s'aperçoit, par l'inspection des gencives, que les autres veulent percer; ne jamais sacrifier chimériquement une dent à l'arrangement de l'autre; ne jamais arracher les canines de lait, sous quelque prétexte que ce soit, avant qu'elles ne soient très vacillantes nous semble une marche toute naturelle. Il faut être spectateur de la mue des dents, l'observer, la conduire, mais non la tracasser par des opérations souvent pénibles et toujours nuisibles. La plupart de ces dentitions vicieuses que l'on rencontre dans la société, a dit un célèbre professeur (*), n'est due qu'au système perturbateur, admis par quelques dentistes de province, qui, partout où ils voient des dents, ne songent qu'à les arracher.

_____

(*) M. le docteur Delabarre, *Traité de la première dentition*, p. 124.

Si l'on suit exactement la marche
que nous venons de tracer, c'est-à-dire,
n'arracher les dents qu'à mesure qu'elles se renouvellent, elles prendront la
place qu'elles doivent naturellement
occuper : leur alignement, leur régularité, leur symétrie, relèvera l'éclat
de la plus jolie figure, et donnera à la
physionomie, même la plus ingrate,
un charme, une grâce irrésistible.

Nous ferons une seule réflexion, pour
faire comprendre le danger qu'il y a
de sacrifier des dents à l'arrangement
des autres : les mâchoires croissent,
s'agrandissent jusqu'à l'âge de dix-huit
ans; aussi on peut toujours espérer que,
si les déviations ne sont pas très grandes, la nature seule, sans le secours de
l'art, parviendra à ramener l'ordre
dans la bouche. Que l'idée du beau et
du merveilleux ne nous séduise jamais,
dit Duval (*) ; il nous entraîne souvent à de nombreuses fautes.

(*) *Le Dentiste de la jeunesse.*

Le savant professeur Desgenettes disait de ces gens qui ne rêvent que drogues et opérations, que *les médecins sont aujourd'hui plus nécessaires pour les défendre que pour les ordonner*. Aussi, à cet exemple, qu'une mère n'accorde sa confiance, pour le soin de la bouche de son enfant, qu'à un dentiste habile, ennemi du système perturbateur dont nous avons parlé; elle retirera de ses soins, de sa prudence, des avis sages et des effets bien plus salutaires.

Il est nécessaire, au moment de la dentition, de faire visiter souvent la bouche de son enfant. Il est rare qu'il ne se trouve pas ou quelques opérations à faire ou quelque régime à suivre; ce qui arrive lorsque les dents prennent, malgré les soins, une direction vicieuse. Qu'on se pénètre qu'à cet âge les moindres choses, la pression continuelle des doigts ou de la langue, sont de puissans auxiliaires

5

à l'arrangement et à la régularité des dents.

A quinze ans, toutes les dents sont ou renouvelées ou poussées, et c'est à cette époque que, si elles ont toutefois suivi l'ordre naturel de leur développement, si on a aidé aux efforts de la nature, elles présenteront à l'œil cette blancheur, cet ordre, marque non équivoque de leur force et de leur santé.

A quinze ans, l'amour-propre s'empare de nous; on veut paraître, on veut faire valoir ses charmes : la femme y ajoute un peu de coquetterie, ce qui sert davantage à relever ses attraits naissans. Objet des désirs de tous, un beau râtelier, une bouche fraîche, ne sont pas cependant le partage de beaucoup de monde. Soit négligence, soit accident, il est rare de voir une bouche parfaite : un moment elle brille; la jeunesse, le désir de plaire nous la font soigner, mais bientôt la négli-

gence impardonnable vient y porter
le trouble, et lorsque le temps a passé
sur nos têtes, que nous reste-t-il de
ces charmes ? Des vides ou des dents
recouvertes d'une teinte livide et re-
poussante! Telle la rose au matin
de sa vie, encore humectée de la ro-
sée, brille un instant; mais bientôt,
courbant sa tige, pâlit, s'effeuille, et
le soir, au lieu d'elle, on ne voit que
l'épine.

> C'est la commune loi : vous devez prudemment
> Ménager cet émail, délicat ornement.
> Avec ses doigts de plomb, la pesante vieillesse
> Ne flétrira que trop ce don de la jeunesse.
>
> MARMONT, *Odontotechnie*.

Lorsqu'on possède de belles dents,
qu'elles sont saines, il est si facile de les
conserver telles, qu'il semble impardonnable de ne pas le faire (*). Le dé-

---

(*) Les Turcs sont obligés de prendre cinq fois par
jour ce qu'ils appellent leur *abtesle*, c'est-à-dire, de se

faut de propreté dans la bouche est une
des principales causes de tous les désordres qui s'y manifestent. La propreté, dit *le chancelier Bacon*, est à
l'égard du corps ce qu'est la décence
dans les mœurs; elle sert à témoigner
le respect qu'on a pour la société et
pour soi-même. C'est par la mal-propreté que s'agglomèrent sur les dents,
ces concrétions calcaires (tartre) qui
envahissent, minent, usent les dents,
en détruisent les substances et les carient complétement. Souvent le tartre
attaque la gencive; alors ses progrès
sont plus rapides, il s'insinue entre
elle et la dent; l'ulcère la détruit de
manière à laisser voir une partie de la
racine qu'elle couvrait jadis; il ne
s'arrête pas là : dans sa course désor-

---

laver le visage, le cou, les dents, les mains, les pieds.
Ils font de même pour la bouche après leur repas.(*Dis-
sertation de* M. Ant. Timony, méd. à Constantinople.)

donnée, il pénètre jusque dans les alvéoles, aux racines des dents; leur ôte
par ce moyen toute leur solidité : aussi
les voit-on bientôt vaciller et abandonner, quoique saines, la place dont
jadis elles faisaient l'ornement.

Le tartre produit ces petites pustu-
les ou aphtes, maladie douloureuse et
incommode ; il rend les gencives sai-
gnantes, sensibles, quelquefois il en
détermine l'inflammation violente ,
ainsi que celle de la membrane mu-
queuse de la bouche, affection générale parmi les gens mal soigneux de
cet organe : nous en voyons chaque
jour des exemples. On la reconnaît facilement par l'inspection des gencives
qui sont d'un rouge pourpré tirant sur
le violet, laissant suinter le long de
leurs bords un pus sanguinolent qui
est d'une odeur fétide ; elles sont très
enflammées, saignant au moindre
mouvement, au plus léger effort de la
mastication.

Cette maladie gagne l'alvéole qui se détruit en peu de temps. Les os maxillaires se carient, et leur exfoliation entraîne toujours la perte de plusieurs dents.

Les maladies causées par le tartre n'étant dues qu'à sa présence dans la bouche, le plus pressé est d'en débarrasser les dents. Nous pouvons à ce sujet faire quelques réflexions sur la manière dont cette opération est pratiquée par quelques dentistes de province. Les uns, et ceci est assez officiel pour ne pas être contesté, n'emploient, pour le nettoyage des dents, qu'une certaine quantité d'acide sulfurique étendu d'eau. Qu'arrive-t-il de cette manœuvre trop funeste? Les dents restent pendant quelques jours d'un blanc éclatant; mais cette beauté factice ne tarde pas à disparaître, et ce charme séduisant fait bientôt place à une couleur noire et livide, qu'il est impossible d'enlever par la suite.

Cette occasion nous ramène, sans le vouloir, à déplorer la manière dont la partie de chirurgien-dentiste est pratiquée par quelques misérables qui s'y impatronisent par leur effronterie et leur astuce, promettant toujours guérison complète, munis sans cesse de spécifiques infaillibles pour toutes les affections, et vendant la plupart du temps des remèdes dont ils ne connaissent ni la composition, ni les effets. Ils se jettent dans cette branche de l'art de guérir après souvent avoir passé par une foule de métiers. C'est vraiment une calamité que ce nombre de dentistes impromptus qui s'accroît tous les jours et dont il est impossible d'arrêter la fourberie. Ils se livrent à cette profession, non dans le but honorable d'en étendre les connaissances (ils en seraient incapables); mais dans celui de tromper la crédulité publique, mine inépuisable pour ceux qui mettent un peu d'adresse à l'exploiter.

Jusques à quand cette licence vraiment criante sera-t-elle tolérée? Jusques à quand souffrira-t-on que des gens sans aveu, qui ne possèdent même pas les premiers élémens d'une éducation commune; que des gens qui ont passé leur vie, non à commenter, étudier, approfondir leur état, mais à courir les foires, les marchés, les places publiques, faisant les saltimbanques, les bouffons,

Montés pompeusement sur un vieil équipage,
L'astuce sur le front, prodiguant aux badauds
Le tissu mal bâti de leur trompeur langage,
Persuadant malgré tout les faibles et les sots,

✱✱✱

osent impunément se nommer dentistes, et pratiquer, comme tels, les opérations qui en sont l'attribut. « Les « gouvernemens, a dit Zimmermann, « souffriront-ils toujours cette mal- « heureuse engeance, et le peuple, « malgré son aveuglement, doit-il être

« abandonné à des imposteurs (*)? »
Peut-on être chirurgien-dentiste, si
l'on n'a aucune notion des études qui
caractèrisent cet art; et croit-on pouvoir décemment en parer ceux dont
la science se borne à l'extraction des
dents, opération toujours pratiquée
avec trop d'empressement?

Oui, nous l'avouons, et même c'est
avec douleur. Il faut gémir de voir
journellement des gens d'une nullité
complète oser s'établir dans des cités nombreuses, y entassant victimes
sur victimes.

Combien n'est-il pas déplorable
que des hommes qui souvent ne savent
pas lire aient obtenu des titres que
l'on ne devrait accorder qu'à un mérite vraiment réel! N'est-ce pas jouer
la santé publique, que souffrir pareils abus?

(*) *Des erreurs populaires relatives à la médecine*,
par Lebrun, p. 137.

5*

Oui, c'est à cette conduite, aussi ri-
dicule que funeste, que l'on doit la
défaveur dont cette partie est entou-
rée ; et les traits satyriques qu'on lui
oppose ne sont que trop réels : il ne
s'agit que d'en faire l'application ; le
nombre des charlatans est si grand,
qu'on est toujours sûr de frapper juste.
Ce qui nous console un peu, c'est que
les gens sensés savent distinguer ces
pauvres opérateurs d'avec ceux qui se
respectent, et savent placer dans leur
rang, des personnes sorties souvent
des classes les plus abjectes de la société.

(*) « Il serait peu équitable, dit le
« professeur Fournier, aux gens du
« monde de confondre le vrai chirur-
« gien-dentiste avec les misérables
« qui s'établissent dans les carrefours,

_____

(*) *Dictionnaire des sciences médicales* (art. dentiste, tom. VII.)

« étalent des enseignes pompeuses (*)
« et qui, non contens de rompre la
« plupart des dents qu'ils veulent ex-
« traire, vendent au peuple des pou-
« dres et des eaux dont l'effet, hâtant
« la carie, leur ramène de nouvelles
« pratiques. L'un de ces imposteurs
« s'est fait peindre sur son enseigne,
« et a osé affubler son image de l'uni-
« forme des chirurgiens-majors. Il
« me semble que la police devrait faire
« justice de pareils charlatans, et en
« délivrer cette portion du peuple qui
« en est incessamment la victime. »

N'est-ce pas ces gens seuls qui ont
mis en crédit tous ces préjugés qui
existent dans l'esprit du peuple, sa-

(*) Exposant aux regards de l'avide passant,
D'un masque enluminé la mobile mâchoire,
Qui tout le long du jour va sans cesse bayant
Au trop crédule et curieux auditoire.

***

chant que le public se laisse facilement abuser, car

L'homme est de glace aux vérités,
Il est de feu pour les mensonges.

LAFONTAINE.

Cette crainte si mal fondée de ne pas se faire arracher les dents canines, vu que, disent-ils, elles ont une adhérence intime avec l'œil, et que leur évulsion peut endommager cet organe ; et ces préceptes dangereux si répandus dans la société : Il faut toujours, vous dira-t-on, sacrifier les dents enfantilles, pour que les prochaines se rangent mieux ; rien de meilleurs, pour éviter les convulsions aux enfans, que des colliers de diverses racines ; si vous voulez que votre enfant opère sa dentition sans trouble, sans danger, vous ne pouvez vous dispenser de lui faire porter au cou une dent d'âne ou de cheval entier ; les hochets sont des instrumens très utiles ;

un œuf peut guérir subitement les maux de dents les plus opiniâtres, etc., etc., etc. Voilà ce que chaque jour vous débitent les organes de ces messieurs, c'est-à-dire, les commères et nourrices, qui sont toutes les interprètes de leur renommée gigantesque.

L'homme est né pour l'erreur. On voit la molle argile,
Sous la main du potier, moins souple et moins docile
Que l'ame n'est flexible aux préjugés divers,
Précepteurs ignorans de ce vaste univers.

***

Bacon disait que les préjugés sont autant de spectres, de fantômes qu'un mauvais génie envoya sur la terre pour tourmenter les hommes, surtout les enfans, les femmes et les vieillards(*). Le malheur est que ces préjugés ne s'effacent pas aussi facilement qu'ils se répandent(**). Voltaire disait qu'il

---

(*) Lebrun, *ouvrage cité.*
(**) *Dictionnaire philosophique,* (art. opinion.)

fallait plusieurs siècles pour détruire une erreur populaire, encore ne pouvait-on y parvenir.

Comme nous l'avons dit, la bouche exigeant des soins entendus, on a besoin d'être circonspect dans le choix d'un dentiste, et l'être autant que dans celui d'un médecin. Evitez surtout ces gens qui ne rêvent qu'opérations, faisant consister leur savoir dans la force et la dextérité de leur poignet. Pauvre gens ! qui ne savent pas que dans les maladies : « *C'est souvent faire* « *beaucoup que de ne rien faire* (*). »

Une fois le tartre extrait de la bouche, tout le traitement consiste en quelques lotions astringentes; si les gencives sont trop molles et lâches, quelques gargarismes légèrement alcoholisés pour leur rendre cette frai-

———————————

(*) Maxime d'Hippocrate. (Richerand, *Traité des erreurs relatives à la médecine.*)

cheur qu'elles avaient avant d'être malades. On a pu voir par tout ce que nous
avons dit des effets du tartre, combien
sa présence doit être redoutée; car,
outre qu'il imprime aux dents un aspect très repoussant, il communique
à l'haleine une odeur insupportable.

Que de gens s'affecteraient, s'ils
pouvaient penser un seul moment être
dans cet état; combien de sacrifices
ne feraient-ils pas pour le détruire!
Mais non. Ils se font illusion sur leur
position, qu'ils aggravent par une négligence vraiment impardonnable.

Par exemple, il en est d'autres qui
tirent vanité de leur insouciance et de
leur mal-propreté. On aura lieu de
s'en étonner. Il semble qu'ils se font
un mérite de dédaigner les soins d'un
dentiste habile; ils ont tout dit par
ces mots : *Je n'ai jamais touché mes
dents.* C'est pousser un peu loin le
dédain de la propreté! Il est beaucoup
de personnes qui croiraient manquer

à un devoir sérieux, si elles s'abste-
naient une seule fois de se laver avec
des cosmétiques, des parfums, et qui
ne font nulle attention à leurs dents.
Cette coutume est généralement ré-
pandue.

Vous, mesdames, qui étalez, dans
des réunions, dans des bals, tous les
appas dont vous a graciées la nature;
vous qui surchargez vos charmes de
tant de riches parures, croyez-vous
franchement que ces beautés factices
ont autant de prix à nos yeux que les
jolies dents qu'un sourire découvre;
et croyez-vous racheter, par l'éclat
trompeur de votre toilette, le dégoût
que peut inspirer une bouche désor-
donnée jointe à une haleine repous-
sante?

Les soins journaliers qu'exige une
bouche sont légers et faciles: une bros-
se imbibée d'un spiritueux, non acide,
et passée légèrement sur les dents;
la bouche gargarisée après le repas;

l'usage des cure-dents en bois ou en plume, jamais en métal, voilà tout ce qu'il faut pour entretenir les dents dans un état sain. Ceci n'est pas un très grand assujettissement; et quels sont ces soins en comparaison de l'avantage qui en résulte? Rien, ou bien peu de chose. Nous savons cependant que, malgré toutes nos raisons, quelques personnes trop négligentes, entre les mains desquelles tombera notre ouvrage, n'en seront peut-être pas corrigées. Mais aussi nous espérons que quelques autres, moins ennemies d'elles-mêmes et de leurs agrémens, seront frappées de la justesse de nos conseils, et nous remercieront, après les avoir suivis, de leur avoir donné les moyens de plaire encore.

Il ne nous reste plus rien à dire ; nous avons (du moins nous le pensons) atteint le but que nous nous étions proposé. Les mères, en lisant ce faible essai, se récrieront peut-être de l'assujettissement et des devoirs que nous leur avons imposés; elles auront tort. Qu'elles considèrent les délices, les plaisirs qu'elles vont goûter dans ces douces occupations; leur récompense n'est-elle pas désirable ?

> Toi qui par les vertus, par l'aimable bonté,
> Une seconde fois as reçu la beauté;
> O femme! objet divin, d'un pur souffle animée,
> Tu naquis pour aimer comme pour être aimée;
> Le ciel t'impose en vain un long tribut de pleurs :
> Ton courage redouble au sein de tes douleurs.
> La mère qui pour nous a souffert sans faiblesse,
> Avec moins de tourmens aurait moins de tendresse.
>
> MILLEVOYE.

Qu'elles se persuadent bien que les Conseils que nous leur dédions, pratiqués par elles, en auront beaucoup plus de prix. Les mères seules sont capables de ces prévenances, de cette délicatesse de sentiment, de ces soins recherchés qui leur fait trouver dans la circonstance la plus légère, le moyen de donner encore des marques de leur amour et de leur sollicitude.

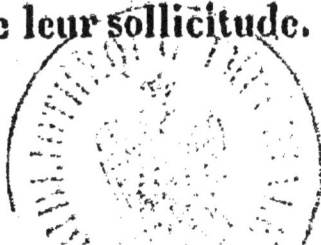

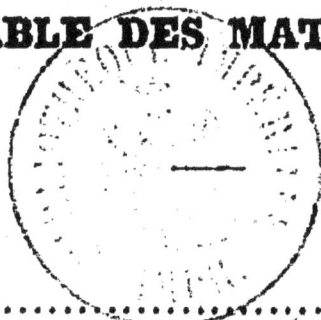

TABLE DES MATIÈRES.

CHAPITRE PREMIER.

DES SYMPTÔMES QUI DEVANCENT L'APPARITION DES DENTS, DE LEUR MARCHE ET DE LEUR DURÉE.

CHAPITRE II.

DES MOYENS A OPPOSER AUX SYMPTÔMES QUI PRÉCÈDENT L'ÉRUPTION DES DENTS.

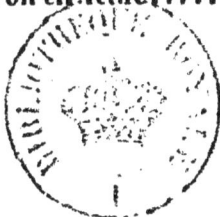

FIN DE LA TABLE.

FAUTES A CORRIGER.

—

Page 5, ligne 4, au lieu de *ho*   lisez ô
id. 12, id. 11,   id.   *?*   !
id. 14, id. 2,   id.   *. Ac-*   , ac-
id. 24, id. 15,   id.   *la plus*   les plus
id. 30, id. 4,   id.   *secrétent*   sécrètent
id. 31, id. 3,   id.   *dénouées*   dénuée
id. 31, id. 13,   id.   *laissant*   laissent
id. 42, id. 10,   id.   *rentra*   rentrât
id. 44, id. 15,   id.   *isntant*   instant
id. 45, id. 17,   id.   *celle ci*   celle-ci
id. 50, id. 24,   id.   *habituer*   habiter
id. 54, id. 3,   id.   *privé*   privés
id. 69, id. 12,   id.   *celle*   celles
id. 86, id. 21,   id.   *procure*   procurent
id. 90, id. 24,   id.   *qu'elle*   quelle

www.ingramcontent.com/pod-product-compliance
Lightning Source LLC
Chambersburg PA
CBHW032323210326
41519CB00058B/5369